AF391252

RÉSUMÉ ANALYTIQUE

DES DIFFÉRENS RAPPORTS

DES VÉTÉRINAIRES

COMMISSIONNÉS PAR L'ADMINISTRATION
DANS LE DÉPARTEMENT DU NORD,

Sur les Maladies qui ont régné sur les Chevaux pendant les années 1820 et 1821, ainsi qu'une Notice sur la Maladie épizootique qui a régné sur les Bêtes à cornes dans l'arrondissement de Douai pendant les années 1814 et 1815, rédigé suivant les ordres de M. le Comte DE MURAT, Préfet du Nord,

Par TRESSIGNIEZ,

Vétérinaire de l'arrondissement de Douai, Membre de la Société centrale d'Agriculture, Sciences et Arts du département du Nord.

Catarrhe pulmonaire et nazal.

Pendant les années 1820 et 1821 les affections catarrhales ont été assez fréquentes chez les chevaux. M. Leroi a vu dans son arrondissement (celui de Cambrai) un grand nombre de catarrhes, ce que ce vétérinaire attribue aux variations fréquentes de l'atmosphère et à l'air humide et vicié des marais dans le pays où il exerce.

Cette maladie a aussi été fort fréquente chez les chevaux de l'arrondissement de Douai, surtout vers la fin de l'automne de 1821, et s'est présentée avec les symptômes ordinaires : fièvre dans le début, sécheresse de la peau, poil terne et piqué, dégoût pour les alimens, toux, accélération de la respiration ; les membranes muqueuses d'abord arides, rouges et injectées, offraient bientôt un écoulement séreux limpide. Après cinq ou six jours ce liquide s'épaississait, devenait opaque et abondant, puis reprenait peu à peu les qualités qu'il a dans l'état de santé. La maladie était terminée le plus souvent du huitième au quinzième jour.

Le repos, le régime adoucissant, la saignée si les symptômes étaient fort inflammatoires, les boissons délayantes, les expectorans m'ont suffi dans la plupart des cas pour guérir cette maladie.

Mais il est arrivé quelquefois, comme l'ont observé plusieurs vétérinaires, que l'affection persistant chez des sujets adipeux et lymphatiques, après une marche chronique, qu'elle s'est prolongée et fixée sur la membrane nazale, et qu'elle a simulé la morve. Alors l'animal maigrit, le poil devient terne et piqué ; il s'écoule par les narines une matière mucoso-purulente ; les glandes sublinguales s'engorgent ; si la maladie persiste le pouls devient rare et concentré, la cloison médiane des narines se couvre de pétéchies livides.

Dans ces cas, il convient d'établir des exutoires, de substituer aux adoucissans les amers anti-putrides, etc.

Chez les sujets forts et sanguins (les exemples en sont fréquens) l'inflammation peut passer de la membrane muqueuse au parenchyme pulmonaire, et constituer la péripneumonie.

Morve.

Quant à la *morve* il est facile de s'apercevoir que ce fléau diminue de jour en jour, et cette diminution est un heureux effet de la sollicitude toujours active du Gouvernement qui emploie tous les moyens qu'une sage prévoyance indique pour prévenir cette funeste maladie, et recueille avec bienveillance les avis de l'homme de l'art. M. Deschodt a observé dans l'arrondissement d'Hazebrouck six chevaux affectés de morve, trois ont été confiés à ses soins et *guéris radicalement* par des moyens non encore employés et qu'il se propose, dit-il, de faire connaître quand des expériences ultétieures en auront confirmé l'efficacité.

Ophtalmie.

L'ophtalmie, qui est communément une maladie assez fréquente, a donné peu pendant ces deux années ; elle a regné durant les mois de juillet et août de 1820, principalement dans l'arrondissement d'Hazebrouck. Le régime antiphlogistique, les saignées dérivatives, les collyres adoucissans, rendus légèrement astringens vers la fin de la maladie, ont été les principaux moyens que l'on a opposés avec succès à cette affection.

Angine gutturale.

Je dirai la même chose de l'angine, qui n'a regné épizootiquement que dans l'arrondissement d'Hazebrouck. M. Deschodt, qui décrit cette maladie, l'a attribuée, comme l'ophtalmie, à la suppression de la transpiration occasionnée par l'humidité de l'atmosphère et les variations fréquentes et subites de la température dans le pays où il pratique.

La difficulté de la déglutition, surtout des liquides, la gêne de la respiration quand la maladie était violente, et qui devenait râleuse dans une période plus avancée, la chaleur de la bouche et de l'air expiré, l'état fébrile qui s'y joignait, tels en furent les principaux symptômes.

Le traitement consistait en saignées dans le commencement, en

gargarismes d'eau miellée, acidulée, en bains de vapeurs, en lavemens émolliens et en quelques toniques vers la fin de la maladie ;
ces moyens, simples et bien raisonnés, ont été suivis de succès
dans la plupart des cas.

Gourme.

La gourme, lorsqu'elle est bénigne, est une maladie fort simple
et qui guérit sans le secours de l'art. M. Delaetre l'a observée dans
l'arrondissement de Dunkerque. Mais aussi elle peut offrir des caractères particuliers et des complications qui en font une affection des
plus graves, comme celle qui a regné en 1820 dans l'arrondissement
d'Avesnes, et qu'a décrite M. Delflache : la tumeur formée par l'engorgement de la ganache acquiert un volume très-considérable ; elle
s'abcède difficilement et le plus souvent d'une manière incomplète ;
une fois ouverte, elle donne issue à des débris de chair d'une cou-
leur jaunâtre, mêlés à du pus d'une odeur insupportable ; il
s'écoule par les narines une matière purulente de même nature, adhé-
rente aux orifices des nazeaux ; la membrane qui revet ces conduits
est d'un rouge pourpre et offre quelquefois des ulcérations à sa
surface ; à cette époque la tumeur de la ganache passe facilement
à l'état gangréneux, si l'on n'y remédie promptement ; et à l'ouverture du cadavre on trouve les membranes muqueuses du pharynx
et du larynx parsemées de taches gangréneuses, les gouglions bron-
chiques engorgés dans un état de décomposition, les membranes de
la poitrine, les poumons partagent même cet état pathologique.

Les moyens de traitement que M. Delflache employa consistèrent
à prévenir la dégénération de la tumeur en y pratiquant des pro-
fondes scarifications dans lesquelles il portait des boutons de feu ;
il couvrait la tumeur d'onguent vésicatoire. A ces moyens principaux il joignait l'usage des bains de vapeurs aromatiques et du
kermès minéral à l'intérieur, mêlé avec le muriate de mercure, à
des doses proportionnées à la nature et à l'âge des sujets.

Péripneumonies aiguës et chroniques traitées par TRESSIGNIEZ, vétérinaire de l'arrondissement de Douai.

Durant l'année 1820, on a vu peu de péripneumonies; cependant,
vers le commencement de l'hiver, elle a été observée sur les chevaux, particulièrement dans l'arrondissement d'Hazebrouck où elle
offrit une intensité remarquable : sur deux chevaux que M. Deschodt
a perdus, l'ouverture des cadavres lui a fait voir une inflammation
des poumons portée jusqu'à la gangrène.

L'année 1821 a été remarquable par les variations brusques et
répétées de l'atmosphère ; aussi les maladies les plus fréquentes ont
été les affections catarrhales en général et la maladie de poitrine
(péripneumonies aiguës et chroniques) qui ont sévi, dans l'arrondissement de Douai, plus particulièrement contre les chevaux.

Des causes particulières concourent aussi à rendre ces maladies plus fréquentes, comme d'abreuver un animal avec de l'eau froide lorsqu'il est en sueur, de le laisser exposé à un courant d'air ou de le passer à l'eau après un exercice, de le mettre dans une écurie dont le sol et les murs sont humides, ou encore de réunir un grand nombre de chevaux dans un lieu chaud, étroit et trop fermé, de manière que quand on les fait sortir ils sont facilement saisis par le froid du dehors.

De toutes les maladies auxquelles ces causes peuvent donner lieu, il en est un surtout qui mérite de fixer l'attention et que j'ai eu lieu d'observer dans l'arrondissement de Douai, c'est cette péripneumonie qui arrive chez le cheval, d'une manière lente et insidieuse, et dont les symptômes restent long-temps obscurs et ne sont apparens souvent que quand le mal est avancé.

Symptômes. Dans le commencement l'animal éprouve quelques frissons qui durent plus ou moins long-temps ; il reste debout ou ne se couche qu'un instant, ce qui peut faire croire qu'il a des coliques. Les membranes muqueuses sont desséchées, le pouls est fréquent et plus ou moins dur, la respiration n'est que légèrement accélérée, il tousse peu et il faut comprimer les anneaux de la trachée artère, près du larynx, pour provoquer la toux ; du reste les symptômes sont fort obscurs, comme je l'ai dit, et il est arrivé souvent qu'ils ont été méconnus et qu'on a continué de faire travailler l'animal jusqu'à ce que l'ensemble des symptômes qui constituent la péripneumonie franche ne laissassent plus douter de la nature de la maladie, ce qui a lieu ordinairement vers le troisième ou le quatrième jour depuis l'invasion dans les péripneumonies ordinaires ; alors les membranes muqueuses sont injectées, la respiration est accélérée et *tussiculeuse*, s'il m'est permis d'emprunter cette expression à Boerhaave (1), l'animal semble craindre de respirer fortement ou de tousser, ses flancs sont violemment agités, l'air qu'il expire est chaud, la toux qui était rare devient fréquente, le pouls est dur, fort et accéléré, la soif est ardente, etc.

Traitement de la péripneumonie aiguë. Lorsque j'étais consulté dès l'invasion de la maladie, je faisais sur-le-champ usage des saignées, que je réitérais suivant la force, la vigueur de l'animal, la dureté et l'accusation du pouls ; mais on ne doit la pratiquer que dans les quatre à cinq premiers jours de la maladie ; je l'ai cependant faite le sixième jour, mais avec beaucoup de circonspection et sur des individus d'un tempérament sanguin. Car à cette époque (du septième ou huitième jour) la maladie est prononcée ; il est rare qu'une saignée tardive n'apporte pas un trouble funeste dans l'économie animale. Les petites saignées réitérées font plus d'effet et ont moins de danger qu'une saignée copieuse. Je tirais, par exemple, quatre livres de sang la première fois, ce qui fait à-peu-près deux litres, et la seconde fois deux livres ; je donnais des lavemens émolliens ; on supprimait toute nourriture échauffante,

______

(1) Boerhaave aphor : de peripneumoniâ.

on y suppléait par de l'eau blanche nitrée, faite avec le son, l'orge moulu ou le seigle, dans laquelle on a soin de mêler de l'eau bouillante pour la dégourdir, surtout en hiver. On place l'animal dans un logement salubre, tranquille, sans courant d'air, et on le tient enveloppé d'une couverture de laine. On donne à l'animal du miel dans lequel on incorpore des poudres béchiques adoucissantes, telles que les poudres de réglisse, de guimauve et de soufre sublimé.

Quand la maladie doit se terminer par la résolution, c'est ordinairement du cinquième au septième jour ; alors on s'aperçoit que l'appétit revient, les symptômes se calment graduellement, les urines sont colorées, le ventre est libre, l'animal devient gai, il s'occupe des objets extérieurs, enfin toutes les fonctions reprennent leur cours ordinaire.

Lorsqu'au contraire les symptômes ont persisté pendant huit jours, il est à craindre que la maladie n'ait une terminaison fâcheuse, telle que la suppuration, l'induration, l'hydrothorax. Dans plusieurs cas où la maladie était passée à l'état chronique, j'ai eu à me féliciter de l'emploi de deux sétons pratiqués au poitrail et dont je favorisais l'action à l'aide de l'essence de térébenthine et de l'onguent vésicatoire, de manière à déterminer un large engorgement dans ces parties et une suppuration abondante (1).

À l'emploi des sétons je joignais l'usage des poudres béchiques incisives, telles que le kermès minéral, l'antimoine diaphorétique, la poudre d'angélique ou d'aunée, et du nitrate de potasse.

Je me suis convaincu dans ces cas, qu'il était plus avantageux d'administrer les médicamens sous forme d'opiat, parce qu'il arrive souvent que la faisant avaler dans des boissons, quelques gouttes coulent dans le larynx, y déterminent une irritation, et excitent une toux suffocante fort fâcheuse, surtout dans les maladies du genre de celles dont je parle.

Vertige traité par TRESSIGNIEZ.

Cette maladie a été très-fréquente ces deux années, à l'automne, moment où beaucoup de fermiers donnent des fourrages en grains.

Symptômes. L'animal appuie la tête dans la mangeoire ou la porte contre le mur, comme s'il voulait aller en avant ; s'il est en liberté, il met la tête entre ses jambes, marche avec rapidité, sans se détourner des objets qu'il rencontre et qu'il heurte avec violence ; sa

---

(1) Cependant ce n'est qu'avec une certaine réserve qu'il faut employer les préparations dans lesquelles entrent les mouches cantharides. J'ai observé sur deux chevaux les effets fâcheux qui peuvent résulter de l'absorption des principes irritans de ce médicament, et qui portent particulièrement leur action sur le systême urinaire, et y déterminent une inflammation qui peut avoir les résultats les plus funestes, quoiqu'en dise M. DE VOLPI dans son Compendium de médecine vétérinaire, et qui nie les effets de cette absorption.

marche est ordinairement chancelante dans les accès. La vue est plus ou moins troublée, la conjonctive enflammée, les yeux hagards et fixes, le pouls est presque toujours dur et plein.

Traitement. Il faut pratiquer dans le principe des saignées copieuses, établir aux cuisses des sétons enduits d'onguent vésicatoire, ou plutôt de l'essence de térébenthine pour agir promptement. Lorsque la maladie n'est pas trop avancée, que l'animal a encore quelques instans de tranquillité, on donne des breuvages d'eau de son avec quatre gros de teinture d'opium et des lavemens faits avec une décoction de tabac. Les douches d'eau froide sur la tête ne doivent pas être négligées. On réitère les breuvages plusieurs fois le jour. Ce traitement doit être employé dès le principe de la maladie.

Les indigestions, les tympanites, les coliques, les inflammations de canal digestif (coliques rouges), le vertige symptômatique se sont montrés assez fréquemment dans les divers arrondissemens de ce département ; ces maladies ont presque toujours été dues à la mauvaise qualité des alimens ou au passage subit et sans précaution d'un genre de nourriture à un autre, ou bien à l'abus des purgatifs drastiques, aux boissons froides données sans précautions dans le moment où l'animal est en sueur.

Tympanite ou indigestion dans les ruminans, traitée par TRESSIGNIEZ.

Cette maladie est très-commune dans l'arrondissement de Douai, surtout en automne, après des pluies ou des rosées abondantes, lorsqu'on fait paître ces animaux avant le lever du soleil ; l'usage du trèfle et de la luzerne est la cause la plus fréquente de cet accident.

J'ai vu souvent des tympanites légères se dissiper à l'aide de moyens fort simples, tels que des lavemens émolliens, la promenade, le bouchonnement, quelques bouteilles d'eau de savon ou d'eau salée en breuvage.

Mais si l'estomac ou la panse est distendue par une grande quantité de gaz, il convient de le neutraliser. On y parvient en mettant dans un vase une poignée de cendre de bois, versant dessus trois bouteilles d'eau bouillante ; on laisse infuser le tout un instant, on passe à travers un linge ; on en administre une bouteille pour une vache ; un verre suffit pour un mouton : on réitère cette dose toutes les demi-heures.

Si la maladie augmente on emploie sur-le-champ l'ammoniaque liquide ou alcali volatil, qu'on donne à la vache à la dose de trois à quatre gros dans une bouteille d'eau froide ; pour le mouton un ou deux gros dans une demi-bouteille suffisent : on réitère cette dose si le cas l'exige.

Le médicament qui m'a le mieux réussi dans cette maladie, est l'éther sulfurique, qu'on administre à la même dose et de la même manière que l'ammoniaque liquide; les bains froids ou les douches ont de bons effets chez le mouton.

Lorsque les moyens curatifs indiqués plus haut n'ont point arrêté la maladie , il est urgent de faire la ponction de la panse; cette opération n'est nullement dangereuse, il est essentiel de ne pas attendre pour la faire que la bête soit dans un état désespéré.

Pour pratiquer cette opération on emploie le trocart avec sa canule; cependant, comme on n'a pas toujours cet instrument à sa disposition, chez la plupart des cultivateurs on y supplée par un bistouri ou même un bon canif, et l'on remplace la canule du trocart par un tube de sureau ou de roseau qu'on introduit par l'ouverture qu'on fait au centre du flanc gauche; on le fixe , à l'aide de deux cordons, autour du ventre , et on le laisse jusqu'à ce que la tympanite ait disparu et qu'elle ne se renouvelle plus ; ensuite on nettoie la plaie avec de l'eau et l'on pratique une suture enchevillée; on panse la plaie tous les jours avec de l'eau-de-vie , du reste on donne à l'animal des alimens de bonne qualité et en petite quantité.

Coliques rouges.

En 1820 et 1821 , la colique rouge a sévi en général vers l'automne, et le plus particulièrement contre les chevaux. Les symptômes qu'elle à offerts sont : fièvre considérable , desséchement , rougeur des man- branes muqueuses, constipation opiniâtre dans le commencement , l'animal se couchait et se relevait brusquement, il se roulait souvent sur le dos, regardait ses flancs avec inquiétude ; il était mouillé d'une sueur froide , plus souvent partielle que générale ; le pouls fréquent, souvent petit , il s'y joignait quelquefois des convulsions des quatre membres.

Le traitement consiste dans l'usage des saignées, des boissons et lavemens émolliens, joints aux antispasmodiques et à la diète.

M. Delaetre a traité dans son arrondissement un cheval attaqué d'une rétention d'urine des plus opiniâtres ; après avoir employé des breuvages diuretiques , il fut obligé d'avoir recours à une baguette de baleine, enveloppée de taffetas , ladite sonde humectée d'huile fine ; il l'introduisit avec douceur dans le canal de l'urètre, ce qui, dit-il, a produit un effet merveilleux. La sonde dehors, l'animal urina copieusement; l'opération a dû être reitérée huit fois. Le reste du traitement fut de donner une bouteille de vin blanc le matin , de l'eau de son nitrée, etc.

Parmi les alimens dont il est dangereux de nourrir les animaux, il en est un surtout qui mérite de fixer l'attention (*c'est le pain moisi*), et dont M. Leroi a observé les funestes effets dans l'arron- dissement de Cambrai.

Un maître de postes crut devoir substituer à la ration d'avoine qu'il donnait à ses chevaux , une quantité équivalente de pain fait avec des farines de quatrième qualité, auxquelles on ajoutait un tiers de recoupe. Une quantité considérable de ce pain , mise en réserve pour l'usage journalier, ne tarda pas à contracter la *moi-sissure* et acquérir par là des qualités nuisibles. Les symptômes principaux qui déterminaient cette espèce d'empoisonnement, étaient un état de tristesse et d'anxiété ; le poil était en général terne et piqué, la tête basse, l'appétit perdu, la bouche très-chaude, les yeux fixes, les oreilles froides, le pouls petit et accéléré, les flancs agités ; les oreilles, l'encolure, le ventre et les cuisses étaient mouillés d'une sueur froide, l'abdomen ballonné, les muscles des quatre membres continuellement agités de tremblement, l'animal rendait des matières alvines liquides et très-fétides. Ces symptômes, moins considérables le matin, augmentaient progressivement dans la journée ; alors le cheval appuyait les lèvres sur tous les corps qu'il rencontrait, il se roulait sur le dos et donnait les signes de vives douleurs ; l'œsophage et les muscles abdominaux étaient dans un état de contraction ; le pouls était de plus en plus petit et concentré.

Sous l'influence du traitement de M. Leroi, sur quarante chevaux, trente-sept guérirent et trois seulement ont succombé. Après la mort, le voile du palais, le pharynx, l'œsophage, présentaient une teinte violacée, la surface externe de l'estomac et des intestins était d'un rouge foncé ; les membranes muqueuses qui tapissent ces organes à l'intérieur, d'un rouge purpurin, présentaient çà et là des plaques noires.

Le traitement consistait dans l'administration de deux gros d'ammoniaque liquide, mêlés à la même quantité en poids d'acide sulfurique, et mis dans un demi-litre d'eau froide ; on ajoutait un gros d'acide sulfurique pour ceux qui paraissaient les plus forts et chez lesquels les symptômes étaient les plus alarmans ; cette boisson était administrée d'heure en heure, et on la faisait alterner avec un lavement d'eau fraîche aiguisé avec le vinaigre ; après vingt-quatre heures les animaux étaient hors de danger ; alors on leur fit donner à chacun un peu d'orge concassée et légèrement trempée avec une poignée de sel de cuisine, et deux ou trois heures après un litre d'avoine ; leurs travaux ne furent suspendus que pendant deux jours.

Hématurie ou pissement de sang.

Cette maladie a été observée aux printemps des années 1820 et 1821, sur les chevaux, les vaches et les bœufs, particulièrement dans les arrondissemens d'Avesnes, d'Hazebrouck et Dunkerque. M. Delaetre regarde les diverses espèces de *renonculus* qui infectent les prairies où paissent les vaches comme très-propres au développement de l'hématurie ou pissement de sang. Mais c'est principalement vers les mois de mai et de juin 1821 que cette maladie s'est montrée avec plus de violence sur les vaches et les bœufs de l'arrondissement d'Avesnes. Les symptômes principaux que M. Delflache a observés sont : lenteur dans la marche, poil comme hérissé, chaleur de la peau, surtout vers les oreilles et les cornes, extrême sensibilité le long du *rachis*, urines rares, épaisses, d'une odeur très-forte, plus ou moins mêlées de sang, ténesmes, efforts fréquens pour uriner, diminution ou suppression de la sécrétion du lait ; ce liquide offrait des stries sanguinolentes ; ces symptômes augmentaient jusqu'aux troisième et quatrième jours, alors tremblement aux épaules et au grasset, les urines n'étaient plus qu'un sang noirâtre, battement des flancs, mort précédée d'un écoulement très-considérable d'urine sanguinolente, sans effort de la part de l'animal.

La gravité de cette maladie tenait non-seulement à son extrême violence, mais encore aux diverses complications qui s'y joignaient, comme l'a démontré l'ouverture des cadavres dans lesquels on trouva les poumons dans un état de désorganisation ; le cœur lui-même, dans quelques-uns, offrait des traces évidentes d'une forte inflammation ; le canal digestif était rouge et enflammé dans toute son étendue, les reins ramollis, sphacélés, ainsi que la vessie. Chez la vache on rencontrait des épanchemens sanguins dans toute la substance du pis.

Outre l'inflence du printemps et les causes qui tiennent à la nature des alimens et au défaut de soins de la part des cultivateurs, M. Delflache regarde comme une cause particulière au pays où il exerce, et propre à développer cette maladie, les plantes aquatiques, telles que les *joncs*, les *carex* et les *renoncules* dont abondent les prairies qui bordent la rivière et où vont paître les animaux. M. Delflache a observé que cette maladie attaquait toujours un beaucoup plus grand nombre d'animaux nourris dans les prairies basses où ces plantes sont le plus abondamment répandues. En 1818 et 1819, où on ne voyait que très-peu de ces plantes, cette maladie n'a attaqué qu'un petit nombre d'animaux, et le traitement a presque toujours été suivi de succès. En 1821, au contraire, année où les inondations ont été fréquentes et ont favorisé singulièrement ce genre de végétation, sur trente-huit bœufs et soixante-cinq vaches attaqués de cette maladie, et que M. Delflache a observés, ce vétérinaire a perdu vingt-un bœufs et vingt-sept vaches.

Les moyens principaux de traitement consistent dans la saignée, les lavemens émolliens, les boissons antiphlogistiques, les bains si la saison le permet, etc., etc.

Paralysie symptômatique de l'inflammation des reins (népherite) *chez les chevaux.*

M. Deschodt désigne, sous le nom de paralysie des chevaux par état plétorique, une inflammation qu'il a observée dans son arrondissement, particulièrement dans les jours brumeux d'octobre, de novembre et du commencement de décembre de 1820 ; je pense que cette maladie sera mieux nommée en l'appréciant davantage et en l'appelant paralysie symptomatique de la népherite (inflammation des reins). Quoiqu'il en soit, voici les symptômes principaux par lesquels M. Deschodt la caractérise : quelques heures avant l'attaque l'animal ne soulève qu'avec peine ses membres, il est chancelant, hennit fréquemment, les reins fléchissent; à mesure que la maladie fait des progrès les mouvemens deviennent plus difficiles , l'animal tombe, se relève et retombe encore jusqu'à ce qu'il ne puisse plus se relever, malgré les plus grands efforts; il est mouillé de sueur, les *urines sont supprimées*, les matières fécales sont dures et ne sont expulsées qu'avec grande difficulté et souffrances, les lombes surtout vers la région corrrespondante aux reins, ne peuvent supporter la pression sans que l'animal en témoigne de la douleur; le pouls est dur et fréquent.

Sur quatre chevaux, affectés de cette maladie, que ce vétérinaire a traités, trois ont guéri, un seulement est mort. A l'ouverture, il a trouvé les reins d'un volume double de celui qu'ils ont ordinairement, et présentant des signes d'inflammation; dans les années précédentes il avoit observé souvent cette maladie, et dans les cadavres de ceux qui avaient succombé, il a constamment trouvé cet accroissement dans le volume des reins.

Le traitement qu'il employe consiste dans des saignées abondantes; dès le début il tire huit pintes de sang; trois heures après il tire de nouveau la même quantité de sang; quatre heures après il renouvelle encore l'évacuation sanguine dans la même proportion, et si le pouls est encore dur, il pratique une quatrième saignée de quatre pintes. Après la troisième saignée il administre une bouteille de vin blanc tiède, dans laquelle on fait dissoudre une once et demie de savon Starkey, deux onces de sel de nitre, et quatre onces de miel. Il renouvelle ce breuvage de six heures en six heures; le lendemain il pratique des frictions sur la région des reins avec un mélange de parties égales d'huile prétrole, de lavande, de succin et de poudre d'euphorbe; les frictions se renouvellent une fois chaque jour pendant quelque temps. Les trois chevaux que M. Deschodt a traités par ces moyens ont été guéris du cinquième au sixième jour, et ont pu reprendre leur travail après trois semaines.

Enflure des jambes chez les chevaux.

Dans l'arrondissement d'Hazebrouck, les chevaux bien nourris et vigoureux dont les membres sont garnis de beaucoup de poils, sont sujets, surtout dans les temps où ils ne travaillent pas, à un engorgement sanguin qui affecte tantôt un seul, tantôt deux ou trois et quelquefois les quatre membres à la fois; alors, et dès le principe, la jambe affectée devient roide; elle s'engorge et acquiert peu à peu un volume double de l'ordinaire, les veines sont gorgées de sang; le plus souvent cela à lieu dans l'espace de douze, vingt-quatre ou quarante-huit heures; l'animal craint de se mouvoir et de se coucher, souvent la chaleur et la douleur sont très-sensibles dans la partie affectée, et sont accompagnées de fièvre; le pouls est plein. Les vaches ne sont pas exemptes de ce genre de maladie.

M. Deschodt emploie dans ce cas les adoucissans à l'intérieur; les saignées abondantes qu'il pratique de quatre heures en quatre heures, jusqu'à ce que le pouls ne soit plus dur ; il va jusqu'à tirer trente-deux pintes de sang en vingt-quatre heures sur les gros chevaux de labour. Il évacue directement par quelques coups de flammes aux membres affectés le sang qui les engorge. Il y joint l'usage des fomentations avec l'infusion de sureau. Les troisième ou quatrième jours il fait promener ses malades, les purge avec l'aloës et le sel d'epsum incorporés dans le miel, et quand les signes d'inflammation ont disparu, il emploie les linimens toniques, résolutifs. Une diète d'autant plus rigoureuse doit être observée, que la maladie est à son commencement, et que les symptômes d'inflammation sont plus considérables.

Il ne faudrait pas confondre cette maladie aiguë avec cet engorgement chronique auquel sont sujets les vieux chevaux mal nourris ; dans ce dernier cas il n'y a ni douleur, ni chaleur, le pouls n'est ni dur, ni fréquent ; les saignées alors ne conviennent pas, il faut avoir recours au contraire aux dicéritiques chauds, aux sétons.

Cécité ou fluxion périodique, traitée par Tressigniez.

J'ai remarqué que cette funeste maladie fait perdre la vue à beaucoup de chevaux dans l'arrondissement de Douai ; ses causes tiennent en général à l'héridité, à l'influence du climat, au sévrage brusque et opéré sans précaution, à la dentition difficile, aux pâturages dans les lieux bas, humides et marécageux ; au travail fatigant avant l'âge de développement complet, à l'air chaud et vicié des écuries, ce qui tient toujours au peu d'élévation du sol, au fumier et aux urines qu'on laisse trop long-temps sous les chevaux, et d'où s'élèvent des vapeurs qui irritent les yeux de l'animal ; joignez à cela le défaut d'ouverture qui empêche le renouvellement de l'air.

Le traitement est très-souvent infructueux lorsque cette affection est héréditaire. On emploie dans le principe, avec assez de succès, les saignées et les collyres faits avec une infusion de sureau : sur une bouteille de cette infusion on ajoute une once d'alcool vulnéraire ou d'eau-de-vie, un gros de sel de saturne et autant de sel ammoniac, on en lave les yeux trois et quatre fois le jour, et si ces moyens ne réussissent pas, on met un séton à la face latérale de la tête du côté de la fluxion.

L'expérience démontre tous les jours que la propreté est un des grands moyens conservateurs de la santé des animaux. Le renouvellement de l'air dans les lieux qu'ils habitent doit donc être indiqué comme un des meilleurs moyens préservatifs de beaucoup de maladies. Il convient de nettoyer avec soin et de bien aérer les étables et les écuries pendant l'absence des animaux, de donner issue aux eaux croupissantes qui sont près des habitations, et profiter du moment où la sécheresse a mis à sec beaucoup d'abreuvoirs pour les nettoyer.

J'ai observé qu'à la fin de la belle saison, après les forts travaux de la campagne, les animaux sont soumis tout d'un coup à un régime débilitant, et qu'à cette diète sévère de l'hiver, succède au printemps une surabondance de nourriture ; de cette transition subite il doit nécessairement résulter les plus grands désordres dans l'économie animale ; il est donc de l'intérêt du cultivateur de ne pas faire passer trop subitement les animaux d'un état diétique, en quelque sorte, à un régime trop échauffant et à un travail qui ne serait pas en rapport avec leurs forces.

Telles sont les maladies principales qui ont régné pendant les années 1820 et 1821 sur les bestiaux des arrondissemens d'Hazebrouck, de Dunkerque, d'Avesnes, de Cambrai et de Douai, et qui m'ont paru les plus dignes de fixer l'attention.

Je terminerai en rapportant quelques faits particuliers que je crois utile de faire connaître.

Cancer intestinal chez un cheval.

M. Leroi eut occasion d'observer sur un cheval hongre, de race normande, propre à la selle et âgé de quatre ans, une affection carcinomateuse de la courbure du colon. Cette maladie, probablement ancienne, s'exaspérant donna lieu à une inflammation gangréneuse de cet intestin, à laquelle l'animal dut nécessairement succomber.

Les principaux symptômes qui précédèrent la mort sont, outre les signes généraux et ordinaires de l'inflammation violente du canal digestif, la faiblesse considérable, les selles noires et fétides, les hémorragies intestinales, l'état d'anxiété particulier de l'animal qui regardait continuellement son flanc gauche, enfin la cessation subite de la douleur, quoique le pouls fût petit et abdominal, et que les selles fussent toujours noires et fétides.

On trouva après la mort un ulcère carcinomateux occupant la grande courbure de l'intestin colon et présentant tout-à-la-fois les caractères de la substance cérébriforme et lardacée des cancers et ceux de la grangrène.

Cas singulier de hernie étranglée chez un cheval, traité par TRESSIGNIEZ.

Je fus appelé chez un cultivateur d'une commune près de Douai pour visiter un cheval atteint d'une colique violente.

Symptômes. A mon arrivée, vers midi (l'animal souffrait depuis minuit), je le trouvai tout en sueur, les yeux hagards ; il se couchait et se relevait continuellement, il se tenait souvent sur le dos et restait dans cette position pendant cinq à six minutes, puis se relevait précipitamment et se campait comme pour uriner, en regardant son flanc ; le pouls battait soixante-cinq à soixante-dix pulsations par minute ; j'introduisis la main dans l'intestin rectum et je sentis la vessie pleine d'urines, et par le moyen d'une légère compression je parvins à le faire uriner. Je sentis également un obstacle dans les intestins qui m'empêchait d'y pénétrer facilement, je soupçonnai dès-lors qu'il y avait une hernie étranglée dans l'anneau du cordon spermatique ; j'examinai le ventre et j'aperçus dans l'aine, du côté droit, une tumeur de la grosseur de deux poings, arrondie, allongée, d'un toucher pateux. J'essayai en vain de faire rentrer la portion d'intestin, car la grande quantité d'excrémens qui étaient contenus dans cette poche m'en empêchait.

Traitement. On avait fait, avant mon arrivée, trois saignées d'environ quatre litres; j'administrai à l'animal un breuvage de décoction de mauve, dans lequel je mis trois gros de laudanum avec une once de sel de nitre, et des lavemens émolliens.

Vers les trois heures les douleurs augmentèrent, le pouls devint intermittent et battait de soixante-dix à quatre-vingt pulsations par minute. Les yeux étaient ternes, la pupille dilatée, les souffrances allaient toujours croissant. Vers cinq heures l'animal n'y voyait plus ; enfin il succomba à sept heures de la même journée.

L'autopsie cadavérique me montra une partie d'intestin grêle qui formait une hernie grosse comme les deux points, remplie d'alimens; cette hernie existait dans l'anneau du côté droit, le misentère était parsemé de taches noires et les vaisseaux déchirés ; il y avoit quelques portions d'intestins qui étaient sphacelées. Il paraît, d'après les renseignemens recueillis, que quand on avait coupé ce cheval, il était sorti une portion d'intestin par l'anneau spermatique, et qu'on en avait fait la réduction.

Égagropile.

Le mémoire de M. Delflache, de l'année 1821, contient l'observation d'un égagropile. La pelote qui constituait la maladie, était placée dans un enfoncement contre nature du *rumen* d'un jeune veau d'un an, près de l'ouverture œsophagiène, et était située de manière à empêcher le retour des alimens vers la bouche pour le complément de la rumination. Les seuls signes auxquels cette singulière affection donna lieu furent la maigreur extraordinaire de l'animal et les météorisations fréquentes, aussi fut-elle méconnue jusqu'à la mort.

Hernie de la matrice chez la vache et la brebis.

Le renversement de la matrice, qui est une maladie rare chez les animaux, a été néanmoins observé par M. Delflache, dans le cours de 1821, sur quatre vaches et une brebis : la cause qui donne lieu à cet accident tient au préjugé où l'on est que le délivre ou arrièrefaix ne pourrait rester dans la matrice plus de quarante-huit heures sans occasionner des maladies funestes; ce qui fait que l'on administre aux animaux des médicamens violens, qu'on les tourmente de toutes façons pour obtenir l'expulsion de l'arrière-faix. M. Delflache s'élève avec raison contre ce fâcheux préjugé; et, en effet, l'expérience prouve que l'arrière-faix ou délivre peut rester cinq, huit et même dix jours pour son expulsion complète, sans causer à l'animal la moindre incommodité. M. Delflache, après avoir opéré la réduction par les moyens ordinaires, applique un appareil contentif qu'il a imaginé.

Il prend un morceau de bois cylindrique bien uni, un peu plus gros que le doigt, de la longueur de douze à treize pouces; il garnit une des extrémités de ce morceau, de beurre sans sel qu'il met en quantité suffisante pour remplir exactement la cavité vaginale.

Pour maintenir ce beurre en place, il l'enveloppe avec de la toile, qu'il fixe à l'aide d'un peu de fil. Cet appareil, ainsi disposé, il imbibe d'huile son extrémité, afin que l'introduction en soit moins douloureuse; il l'enfonce autant qu'il est nécessaire dans la cavité vaginale, et en attache la partie libre à l'origine de la queue. Fixé de cette manière, les plus grands efforts de l'animal ne sont pas suffisans pour déranger cet appareil.

Hernie ombilicale chez le poulain.

M. Delflache a imaginé un moyen qui nous paraît ingénieux pour la guérison des hernies ombilicales du poulain. Il se sert pour cette opération d'un cassot comme pour la castration. Il abat le poulain et le fait tenir sur le dos par des aides, afin que l'intestin rentre de lui-même; il saisit avec les deux mains, vis-à-vis le trou ombilical, la peau qu'il allonge le plus possible; il fait prendre par un aide toute cette portion de peau dans les branches du cassot et l'y serre fortement. Il a remarqué qu'il était indifférent de placer ce cassot longitudinalement ou transversalement.

Il met entre les branches du cassot de la térébenthine claire avec un peu de sublimé corrosif, afin que la mortification de la peau ait plus promptement lieu.

Épizootie qui a régné sur les bêtes à cornes des communes de Coutiches, Cappelle, Bersée, Hamel, Monchecourt et Lewarde, du département du Nord, en 1814 et 1815, traitée par TRESSIGNIEZ.

J'ai observé que quand la maladie se manifestait dans une étable, toutes les bêtes à cornes qui s'y trouvaient, étoient successivement affectées si l'on n'employait pas de suite les moyens préservatifs.

Symptômes. Suspension subite de la sécrétion du lait, un tremoussement général et fréquent de tous le corps, la perte totale de l'appétit, de la rumination et de la soif; quelques-unes cependant buvaient, mais de préférence de l'eau de mare; très-souvent il y avoit tympanite, la gêne de la respiration, une toux assez fréquente et sèche, le pouls dur et accéléré, les membranes muqueuses de l'œil, du nez et de la bouche étaient d'un rouge foncé, les yeux larmoyans, le mufle sec, les oreilles froides, la peau sèche collée aux côtés; une constipation opiniâtre se déclarait dès l'invasion de la maladie, à là suite de laquelle il survenait du deuxième au troisième jour, des déjections de matières aqueuses noirâtres , dans lesquelles nageaient une petite quantité de matière alimentaire et beaucoup de mucus noirs , jaunâtres , d'une odeur excessivement infecte, putride et gangréneuse. En même-temps que se déclarait la dyssenterie putride , il se manifestait par le nez un flux visqueux, jaunâtre et verdâtre, les membranes muqueuses devenaient jaunâtres, les yeux chassieux, enfoncés, ils avaient une teinte jaunâtre; quelquefois l'animal se levait, grattait le sol, se couchait, se relevait, et sur la fin de la maladie la respiration devenait extrêmement laborieuse, l'animal regardait son flanc, le pouls se ralentissait, la bouche et les narines exhalaient une odeur cadavéreuse, les oreilles et les membres étaient froids, l'animal n'avait plus la force de se lever, enfin il mourait dans des convulsions vers les troisième, quatrième ou cinquième jours, et rarement le septième ou huitième jour.

Autopsie cadavérique. Le feuillet (troisième estomac) d'un volume double de son état ordinaire, quelques taches de gangrène çà et là sur toute l'étendue des intestins, les alimens contenus dans le rumen et le bonnet (premier et deuxième estomacs), étaient à-peu-près dans l'état ordinaire qui indique la santé; mais leur membrane interne ou muqueuse se séparait facilement et était rouge échymosée. Le feuillet était distendu par une grande quantité d'alimens desséchés, sa membrane muqueuse sphacelée, collée aux alimens d'une teinte noire , gangrénée, et s'enlevait facilement par parcelle avec les alimens.

La membrane muqueuse de la caillette (quatrième estomac) et des intestins était d'un rouge foncé et quelquefois noirâtre ; le canal intestinal contenait une grande quantité de matière de la même nature que celle dont on a parlé à l'article de la dyssenterie. Le foie était très-noir, beaucoup plus volumineux que dans l'état naturel, et sa substance offrait une matière homogène qui se déchirait facilement en la touchant ; la vesicule du fiel avait le double de son volume ordinaire : elle était remplie d'une bile épaisse, noire et visqueuse, et quelquefois il y nageait des flocons ou des filamens.

A l'ouverture de la poitrine je n'ai rien trouvé de particulier ; les poumons étaient dans leur état naturel.

Nature de la maladie. D'après les symptômes que j'ai remarqués sur les individus qui en ont été affectés, j'eus la certitude que cette maladie était une inflammation putride, gangréneuse et dissenterique de tout le système muqueux des organes de la digestion ; mais particulièrement du troisième estomac.

Traitement préservatif. Nettoyer et aérer les étables , purifier l'air au moyen de fumigations oxigénées du célèbre Guyton de Morveau, qu'on peut également employer dans les endroits qui peuvent avoir reçu les miasmes contagieux. Ces fumigations consistent à mettre dans une terrine une livre de sel de cuisine, quatre onces d'oxide de manganèse en poudre qu'on mélange parfaitement et réduit en pâte au moyen d'un peu d'eau; on versera dessus quatre onces d'acide sulfurique ou vitriolique : on aura l'attention de se retirer promptement afin de ne pas respirer la vapeur. Il ne doit y avoir aucun animal dans l'étable et on fermera le plus exactement possible les portes et fenêtres. Cette dose suffit pour une étable qui contient environ douze bêtes à cornes ; elles devront être au moins renouvelées trois ou quatre fois pour le bien.

On tirait à la jugulaire des animaux forts et vigoureux un litre et demi de sang, ensuite on soumettait les animaux à la nourriture délayante, c'est-à-dire des boissons dans lesquelles on mettait du son, de la farine d'orge ou de seigle ; on mettait par chaque seau d'eau une once de sel de nitre et un bon verre de vinaigre. Aussitôt qu'on s'apercevait que les animaux perdaient l'appétit, on devait les soumettre au traitement curatif. Il devait être mis en usage dès le premier jour de la maladie, autrement il était infructueux, parce qu'elle parcourait ses périodes en très-peu de temps.

Traitement curatif. Les premiers soins consistaient à séparer les animaux sains des malades, à mettre deux sétons au fanon (ou des trochiques avec les racines d'hellébore) induits d'onguent vésicatoire dans lequel entrera deux onces d'hellébore horie pulvérisé ; si l'animal était fort et en bon état on faisait une saignée médiocre, mais il ne fallait pas en abuser, car dès le troisième jour elle était très-funeste. On administrait au matin, à midi et au soir des breuvages mucilagineux faits avec une décoction de graines de lin, de son ou bien de l'avoine ; on pouvait en donner jusqu'à deux seaux par jour pour les grands animaux et un pour les petits ; on ajoutait dans ces breuvages une cuillerée d'huile d'olive ou d'œilliette, mais on préférait le beurre frais à la dernière. On donnait plusieurs fois le jour des lavemens émolliens faits avec des mauves ou graines de lin.

Du deuxième au troisième jour, si les symptômes augmentaient d'intensité, on administrait les antiseptiques ; ajouter au traitement ci-dessus quatre breuvages par jour, composés d'infusion d'absynthe, de camomille romaine, de la sauge ; à défaut de ces plantes, de la bière ; on mettait dans chaque breuvage un gros de camphre et une cuillerée à bouche de fort vinaigre ou de l'oxymel scillitique. On ajoutait également dans les premières boissons indiquées plus haut, du sel de cuisine et du vinaigre.

Si l'animal arrivait au troisième ou quatrième jour, on donnait deux breuvages toniques de plus par jour, alors on faisait usage de décoction de racines amères, telles que la gentiane, les baies de genièvre, etc. ; l'extrait de ces racines est pré...

A Lille, chez L. DANEL, Imprimeur du Roi et de la Préfecture.